Dieta Cetogénica

La guía integral para principiantes de la dieta keto para una salud óptima

I0136056

(La guía paso a paso para principiantes)

Pedro-Pablo Fuertes

TABLA DE CONTENIDOS

Huevos Hervidos En Agua Con Guacamole

2 cucharada de jugo de limón

Sal al gusto

Pimienta al gusto

12 huevos

2 cucharada de cilantro fresco cortado en trocitos.

2 taza de aguacate maduro

Preparación:

1. Poner a hervir los huevos en suficiente agua durante 25 a 30 minutos.
2. Retira del agua y deja enfriar. Pélalos, córtalos a la mitad y retira la yema.
3. Reservar la clara para rellenar luego.

4. Pelar, cortar y triturar el aguacate maduro hasta hacer un puré.
5. Colocar las yemas en un recipiente y mezclar con el aguacate y el cilantro.
6. Sazonar con sal y pimienta al gusto. Integrar todos los ingredientes.
7. Rellenar el espacio de las claras donde antes estaba la yema.
8. Cubrir con papel film y llevar al refrigerador por 60 minutos.
9. sirve y disfruta de estos exquisitos Huevos duros al Guacamole.

Medallones De Pechuga De Pollo

Envueltos En Tocino

- 1 cucharadita pimentón
- 1 cucharadita de chili en polvo
- 1-3 deshuesada pechuga de pollo
- 15-20 tiras de tocino crudo

• Sal y pimienta al gusto

Preparación:

1. Precaliente la parrilla a fuego alto y luego reducir a medio alto.
2. cortar las pechugas de pollo en dos o tres trozos grandes.
3. Sazone el pollo con sal y pimienta al gusto luego polvo con paprika y Chile en polvo.
4. envolver cada medallón con una rebanada de tocino luego asegúrelo en su lugar con un pincho de madera.
5. Coloque las brochetas en una parrilla y cocinar de 10 a 15 minutos de cada lado hasta que estén cocidas.

Cazuela De Pollo Con Champiñones Y Kale

INGREDIENTES

Cazuela de Pollo con Champiñones y Kale

- 8 cucharadas de aceite de aguacate para cocinar con
- 16 muslos de pollo (con piel) (2 ,2 kg)
- 2 cebolla mediana (2 2 0 g), pelada y en rodajas finas
- 6 dientes de ajo (9 g), pelados y picados
- 4 cucharadas de romero fresco (6 g), picado

x

PREPARACIÓN

1. Precalienta el horno a 350 ° F.

2. Agregue aceite de aguacate a una sartén y dore los muslos de pollo con la piel hacia abajo hasta que estén dorados y crujientes, luego voltee los muslos y cocine el otro lado durante uno o dos minutos.

3. El pollo no está cocido en este momento, pero se terminará en el horno.

4. Retirar con cuidado de la sartén y colocar en una fuente para asar.

5. Usando el aceite sobrante en la sartén, cocine las cebollas en rodajas, el ajo y el romero y cocine a fuego lento-moderado para ablandar las cebollas por completo.

6. Sube el fuego y sigue cocinando las cebollas unos minutos más hasta que se pongan atascos.

7. Agrega los champiñones a la sartén durante unos minutos.

8. Coloque los champiñones y la cebolla confitada en la bandeja para asar alrededor de los trozos de pollo y coloque el plato en el horno durante 35 a 40 minutos.

9. Mientras tanto, echa la col rizada en un poco más de aceite de oliva.

10. Después de 35 a 40 minutos, aumente la temperatura del horno a 450 F (250 C) y retire la bandeja del horno mientras se calienta.

11. Esparce la col rizada aceitada dentro y alrededor del plato, luego devuelve el plato al horno por 10 a 15 minutos más.

12. Sazone con sal y pimienta negra recién molida, así como ramitas de romero adicionales, luego sirva en la mesa para que todos se sirvan.

Cuerdas Envueltas En Celofán Con Mango.

Ingredientes

2 cebolla

2 taza de crema

2 taza de leche

6 cucharadas de aceite de oliva

2 cucharada de curry

Sal

2 cucharada de harina de maíz

250 g de fideos celofán

1000 g de brócoli congelado

400 g de puerros congelados

2 lata de mango

A gusto: caldo vegetal granulado

Preparación

1. Prepare los fideos celofán según las instrucciones del empaque.
2. Descongele el brócoli y el puerro y escúrralos.
3. Pele la cebolla y córtela en tiras.
4. Ponga el aceite en una sartén y caliente.
5. Agregue la cebolla y el puerro y fríalos hasta que estén translúcidos.
6. Añada el brócoli y fría durante 10 a 15 minutos.
7. Desglasee con crema y leche.
8. Sazone con sal y curry al gusto.
9. Escurra el mango, córtelo en trozos pequeños y añádalo a la salsa.
10. Agregue los fideos y mezcle.

Carne, Productos Porcinos Y Aves

Ingredientes

1 manojo de perejil

6 cucharadas de pan rallado

Algunas tiras de tomate-paprika

2 cucharadita de pimienta

800 g de carne picada mixta

400 g de fideos celofán

200 g de jamón

4 huevos

2 cebolla

Sal

Aceite de colza

Preparación

1. Pele y pique la cebolla.
2. Enjuague el perejil, agítelo y córtelo en trozos.
3. Ponga la carne picada en un bol y añada la cebolla.
4. Agregue los huevos y el pan rallado.
5. Amase el conjunto hasta obtener una masa de carne lisa.
6. Sazone con sal y pimienta.
7. Divida la masa en ocho porciones y aplánela.
8. Corte el jamón en rodajas y colóquelo en los platos de masa.
9. Coloque los platos de masa de carne sin recubrir sobre los platos recubiertos.
10. Cocine la pasta según las instrucciones del paquete.
11. Coloque el aceite de colza en una sartén recubierta y caliente.
12. Añada las albóndigas y dórelas por ambos lados.

13. Corte las albóndigas terminadas y espolvoree con perejil.

14. Adorne las albóndigas con las tiras de tomate y pimentón y sirva con los fideos.

Sopa De Pollo.

Ingredientes:

- 2 cucharada de salsa picante.

- 2 tallo de apio, picado.

- 6 cucharadas de mantequilla salada.

- 1 taza de nata para montar.

- 6 tiras de bacon.

- Un puñado de perejil picado.

- 4 tazas de pechuga de pollo, sin piel y sin hueso.

- 4 cucharadas de aderezo ranchero.

- Un poco de aceite de oliva.

- 2 cebolla amarilla, picada.

- 250 gramos de queso para untar.

- 8 tazas de caldo de pollo.

Método:

1. Colocar una sartén a fuego medio. Agregar un poco de aceite de oliva.
2. Cuando el aceite se caliente, añadir el pollo y cocinar hasta que se dore.
3. Voltear y cocinar el otro lado también.
4. Agregar un vaso de agua, más o menos, y cocinar el pollo hasta que esté tierno.
5. Agregar más agua si es necesario.
6. Apagar el fuego.
7. Cuando esté lo suficientemente frío para manipularlo, triturar el pollo con un par de tenedores y dejarlo de lado.
8. Poner de nuevo la sartén al fuego.
9. Añadir el bacon y cocinar hasta que esté crujiente.
10. Mientras tanto, introducir el resto de los ingredientes en una cacerola.
11. Colocar la cacerola a fuego medio. Dejar que se caliente.

12. Añadir el bacon y el pollo y cocinar a fuego lento durante 5 a 10 minutos.
13. Verter en cuencos de sopa. Adornar con perejil y servir.

Sartén De Verduras Con Aguacate

Ingredientes:

1 aguacate
curry en polvo
sal
pimienta
2 chorrito de jugo de limón

200 g de coliflor
200 g de brócoli
200 g de calabacín
2 cucharada de aceite de coco

Preparación:

1.

Corte el brócoli y la coliflor en

florecitas, las calabacitas en cuadritos.

Caliente el aceite de coco.

2. Fría las verduras en él y condimente

3. con el curry en polvo, sal y pimienta. Retire la pulpa del aguacate y haga un puré con sal, pimienta y jugo de limón. Sirva con las verduras.

Sándwich Que Contiene Tocino Y Queso

Ingredientes:

- Sp cucharadita de polvo de hornear

- 2 cucharadita de hierbas italianas

4 cucharadas de aceite de almendras

2 rebanada de queso cheddar

4 tiras de tocino

- 2 huevo

- 1 taza de muzzarella ralladaqueso

4 Cucharada de harina de coco

Instrucciones:

1. El sándwich chaffle de tocino y queso es un excelente alimento para el almuerzo o el brunch.

2. Puedes hacer este sándwich fácilmente.
3. No requiere ingredientes complicados.
4. •Comience con una base de chaffle simple.
5. Mezcla en un bol el queso mozzarella rallado, la harina de coco, el polvo de hornear, las hierbas italianas y un huevo.
6. •Bate bien esta mezcla. Luego toma una máquina de gofres y precaliéntala a fuego medio.
7. •Una vez precalentado, espolvorea un poco de queso en la máquina de gofres.
8. Agregue la mezcla encima de la base de queso y cubra con más queso.
9. •Deje que se cocinc en la máquina durante 5-10 minutos hasta que el color cambie a un color marrón dorado.

10. •Luego encienda el fuego debajo de una sartén.

11. Luego agregue aceite de almendras en la sartén, cocine las tiras de tocino en el aceite.

12. Sacarlos una vez que estén fritos.

13. •Ahora toca el montaje del bocadillo.

14. Agregue su tocino y queso al sándwich y disfrútelo.

Aguacates Asados Con Mozzarella

Ingredientes

2 aguacate

Escamas de sal con 5 g

Aceite de oliva virgen extra 20 ml

Orégano fresco (hojas) 8

Jugo de limón

Tomate medio

Queso mozzarella

1. Cortar el aguacate por la mitad a lo largo, quitar el hueso con mucho cuidado y cepillar cada mitad con jugo de limón.

2. Corte la carne de las mitades de aguacate formando un patrón rombal y cortes profundos que coincidan con la base.

3. Escurrir la mozzarella y cortar dos trozos del mismo tamaño que las cavidades de los aguacates.

4. Los rellenamos con el queso y los colocamos en el horno, precalentado a 200ºC con calor arriba y abajo, durante 25 a 30 minutos o hasta que la mozzarella se haya derretido bien.

5. Mientras tanto lavamos el tomate y cortamos en dados pequeños una de sus mitades.

6. Cuando el aguacate esté listo, lo retiramos del horno y colocamos los dados de tomate en la superficie.

7. Escamas de sal dispersas, hojas de orégano fresco y agua con un chorrito de aceite de oliva virgen extra antes de servir.

Ensalada De Langostinos Y Aguacate

Ingredientes:

2 aguacate cortado en cubitos

1-5 taza de mayonesa

1000 g de langostinos cocidos.

2 cucharada sopera de aceite de oliva

Al gusto: sal y pimienta negra

2 cucharadita de zumo de lima

2 tallo de apio en trocitos

Preparación:

1. Exprima la lima para obtener una cucharadita de zumo.
2. Pele y retire la vena de los langostinos. Salpimiéntelos.
3. Caliente el aceite en una sartén.
4. Cuando esté caliente saltee los langostinos hasta que estén sonrosados.
5. Retírelos y deje que se enfríen. Guárdelos en un recipiente y métalos en el frigorífico.
6. En un bol grande mezcle la mayonesa, el apio y el aguacate.
7. Eche el zumo de lima y más sal, si lo desea.
8. Mezcle todo con los langostinos fríos.

9. Mantenga la ensalada refrigerada durante, al menos, 60 minutos antes de servirla.

Esto Se Puede Consumir Para El

Desayuno O El Postre.

14 cucharadas de leche desnatada en polvo

6 cucharadas de edulcorante

16 gotas de esencia de vainilla

2 cucharada de coco en polvo

2 yema de huevo

4 cucharadas de leche desnatada

1. Mezcle todo junto y con una cucharilla póngalos en papel de aluminio - luego

2. pasar a vasitos de papel o directamente a un plato.
3. Metemos en la nevera para que cuaje.

Wraps De Lechuga Con Jamón Y Queso

Ingredientes:

20 lonchas finas de jamón

2 tomate picado

2 pimiento rojo picado

20 hojas de lechuga lavadas y bien enjuagadas

2 cucharada de zumo de limón

20 cucharadas de queso cremoso

Instrucciones paso a paso:

1. Rocía las hojas de lechuga con zumo de limón, luego úntalas con queso cremoso y añade una loncha de jamón en cada hoja.
2. Reparte los tomates picados entre las hojas de lechuga.
3. Cubre con los pimientos picantes y colócalos en una bandeja de servir.

Pollo Ranchero Cetogénico

Ingredientes

12 onzas de salsa de tomate

1 taza de crema espesa

1/2 taza de crema agria

30 onzas de queso rallado

5-10 tortillas caseras opcional

Se puede usar pollo crudo o pollo ya cocinado.

6 tazas de pollo, cortado en trozos pequeños *

2 taza de caldo de pollo

4 cucharadas de mantequilla

1 cebolla pequeña , cortada en cubitos

2 pimiento rojo mediano , cortado en cubitos.

2 cucharada de chile rojo en polvo

2 cucharadita de comino

2 cucharadita de sal de ajo

8 onzas de chile verde picado

Instrucciones

1. Corte el pollo en trozos pequeños si se usa crudo.
2. Corte la cebolla y el pimiento en dados.

3. Retirar de la sartén y reservar. Derrita 2 cucharada adicional de mantequilla o aceite de coco y cocine el pimiento y la cebolla a fuego medio bajo hasta que estén blandos, aproximadamente 5-10 minutos.

4. Agregue las especias a la sartén. Mézclelos bien con las cebollas y los pimientos y cocine por aproximadamente 5-10 minutos, revolviendo constantemente.

5. Quieres liberar la fragancia de las especias y hacer que la gente entre a

la cocina y pregunte qué huele tan delicioso.

6. Tenga cuidado de no quemarlos.

7. Agregue la taza de caldo y revuélvalo hasta que haya aflojado todas las piezas de especias en el fondo de la sartén.

8. Agregue la crema, el chile y la salsa, mezclando bien.

9. Tape y cocine a fuego medio bajo durante 25 a 30 minutos, revolviendo ocasionalmente.

10. Al final de los 25 a 30 minutos, retire con mucho cuidado 2 1 tazas de la mezcla caliente y póngala en un vaso de precipitados de emulsión o licuadora.

11. Con precaución, mezcle la mezcla hasta que espese.

12. Si usa la batidora de palitos, manténgala en la parte inferior del vaso de precipitados para evitar quemarse.

13. Vierta cuidadosamente la mezcla mezclada de nuevo en la sartén.

14. Revuelva bien y luego agregue la crema agria.

15. Después de mezclar bien la crema agria, agregar la carne.

16. Aquí realmente estoy usando un poco de pollo que cociné y un poco de pavo sobrante.

17. Mezcle la carne en la salsa y junte la salsa, las tortillas y el queso. Precalentar el horno a 700 g.

18. En una fuente para hornear de 40 x 60 aproximandamentecomience por la mezcla de salsa y carne en capas.

19. Solo ponga suficiente para humedecer el fondo de la sartén.

20. Coloque las tortillas enteras en el fondo luego rasgue otra tortilla y colóquela alrededor de los lugares vacíos.

21. Coloque la mitad de la mezcla de salsa y carne en la parte superior de las tortillas.

22. Distribuya uniformemente la mitad del queso sobre la mezcla de salsa y carne.

23. Repita para la segunda capa, mezcle las tortillas, luego la salsa y termine con la mezcla de queso restante.

24. ¡Está listo para el horno!

25. Hornear a 200ºC por 60 minutos.

26. Retirar del horno y dejar enfriar durante 20 minutos.

27. Servir y disfrutar! Puede ser cubierto con crema agria adicional.

Verduras Al Vapor Para El Desayuno

Ingredientes:

• 2 cucharada de jugo de limón

•

1 tomato

•5-10hojas de lechuga

•

Sal y pimienta para probar

• 800 g de brócoli (cortado en trozos pequeños)

• 200 g de rebanadas de queso mozzarella

Instrucciones:

1. Cocine el brócoli al vapor agregando 5-10 cucharadas de agua, sal y papel y cubra la sartén.
2. Saque el brócoli en un plato, agregue las rodajas de tomate y queso.
3. Luego mezclar con limón fresco

Panecillos De Desayuno Con Tocino Y Huevo

Minutos

Porciones: 2 2

Ingredientes:

16 rebanadas de tocino

2 taza de cebolla verde

16 huevos grandes

Instrucciones:

1. Calienta el horno a 350° Fahrenheit.
2. Rocía los pocillos de los moldes para muffins con un spray de aceite para cocinar.
3. Corta las cebollas y resérvalas.
4. Prepara una sartén grande a temperatura media.
5. Fríe el tocino hasta que esté crujiente y colócalo sobre una capa de papel de cocina para que escurra la grasa.
6. Pícalo en trozos pequeños una vez que se haya enfriado.
7. Bate los huevos, el tocino y las cebollas verdes, mezclando bien hasta que se incorporen todos los ingredientes.
8. Vierte la mezcla de huevos en el molde para magdalenas.
9. Hornéalo durante unos 45 a 50 minutos.
10. Dejar enfriar ligeramente y servir.

Sopa De Repollo Con Pollo Baja En Carbohidratos

Ingredientes para 8 Personas:

2 cucharada de sal

Pimienta negra molida al gusto

1400 gramos de pollo a la brasa desmenuzado

250 gramos de repollo verde cortado en tiras

250 gramos de mantequilla

4 cucharadas de cebolla deshidratada picada

4 ramas de apio

250 gramos de champiñones en rodajas

4 dientes de ajo picados

2   zanahoria de tamaño medio en rodajas

4litros de caldo de pollo

4cucharadas de perejil seco

Preparación:

1. Derrite la mantequilla en una olla grande.
2. Añade la cebolla seca, el apio, los champiñones y el ajo en la olla y cocínalo de 5 a 10 minutos.
3. Añade el caldo, la zanahoria, el perejil, la sal y la pimienta, cocínalo a fuego lento hasta que las verduras estén tiernas.
4. Añade el pollo y el repollo cocidos.
5. Cocina a fuego lento de 15 a 2 0 minutos más hasta que los "tallarines" de repollo estén tiernos.

Ensalada De Col Rizada Y Setas De Cardo

Ingredientes

2 cucharada de jarabe de arce

1 cucharadita de romero fresco y finamente picado

1 cucharadita de tomillo fresco y orégano fresco

500 g de setas de ostra rey

1 taza de caldo de verduras o agua

2 cucharada de vinagre de sidra de manzana

4 cucharadas de salsa de soja

Para el aderezo:

2   manojo de hierbas frescas-albahaca, eneldo o perejil

1 cucharada de levadura nutricional

2 cucharada de tahini

2   taza de anacardos, preferiblemente empapados

2 jugo de limón

2 cucharada de miso blanco

4 dientes de ajo

Cómo:

1. Corta los hongos en trozos más pequeños.
2. Agregue los champiñones y el caldo a una sartén para cocinar durante unos 25 a 30 minutos a fuego medio
3. Mezclar el vinagre, la salsa de soja, el jarabe de arce y las hierbas a los champiñones después de mezclarlos.
4. Cocine durante más de 5 a 10 minutos a fuego alto hasta que vea que la salsa se espesa
5. Cortar el repollo y añadir a un tazón grande
6. Para el aderezo, agregue los ingredientes a la licuadora y procese hasta que se vuelvan cremosos.
7. Agregue unas cucharadas de agua si es necesario.
8. Agregue el aderezo al repollo picado y mezcle
9. Sirva la ensalada con las piezas de champiñones calientes.

Manzana Crujiente Para El Desayuno

Ingredientes

1 cucharadita de jengibre molido, dividido

2 taza de avena pasada de moda

¼ taza de almendras rebanadas

½ taza de arándanos secos, sin azúcar agregada

2 cucharada de jarabe de arce puro

Cucharada de crema batida (opcional)

4 cucharadas de aceite de oliva de sabor ligero, cantidad dividida

8 tazas de manzanas Honeycrisp, peladas y picadas

2 cucharadita de canela molida, dividida

Direcciones

1. Precaliente el horno a 350 grados F. Engrase ligeramente una fuente para hornear de 5-10 pulgadas con 1 cucharada de aceite de oliva.

2. Agregue las manzanas, la canela y el jengibre a un tazón y revuelva suavemente hasta que se cubra uniformemente.

3. Extienda la mezcla de manzana en el fondo de la fuente para hornear preparada, reservando el tazón para mezclar.

4. En el tazón reservado para mezclar, agregue la avena, las almendras, los arándanos, el jarabe de arce y la 2 1 cucharada restante de aceite de oliva.

5. Mezcle para combinar uniformemente.

6. Vierta la mezcla de avena uniformemente sobre las manzanas.

7. Cubra la fuente para hornear con papel de aluminio y hornee en horno

precalentado durante 35 a 40 minutos.

8. Retire la tapa y hornee hasta que la avena esté ligeramente dorada, unos 35 a 40 minutos más.

9. Sirva tibio o a temperatura ambiente con una cucharada de crema batida, si lo desea.

Curry De Salmón Con Tomates

Ingredientes:

· 4 cucharadas de pasta de curry rojo

· ½ taza de albahaca fresca, cortada en pedazos

· Sal y pimienta negra, al gusto

· 2 taza de tomates uva, cortados en cubitos

· 2 cucharada de aceite de oliva

· 8 filetes de salmón

Direcciones:

1. Precaliente un horno a una temperatura de 450°F. Engrase ligeramente una bandeja para hornear con borde con aceite
2. y reservar.
3. Agregue los tomates cortados en cubitos, la pimienta negra, la sal y 1-5 cucharada de pasta de curry rojo en una
4. tazón para mezclar y luego revuelva para combinar.
5. Colóquelo en la bandeja para hornear engrasada y extiéndalo.
6. igualmente.
7. Cubrir ligeramente los filetes con la pasta de curry restante y espolvorear con sal y pimienta.
8. ambos lados.
9. Coloque los filetes encima de la mezcla de tomate y áselos en el horno durante unos 35 a 40 minutos.

10. Está hecho si el pescado se desmenuza fácilmente cuando se inserta un tenedor y se retuerce sobre la carne.

11. Transfiera el pescado y los tomates a una fuente para servir.

12. Servir caliente con albahaca picada encima.

Sopa De Almejas

4 tazas de floretes de coliflor

1-5 tazas de agua

2 6 onzas de caldo de pollo

4 cucharaditas de romero

1/2 de cucharadita de pimienta

2 cucharadita de cebolla en polvo

24 onzas de almejas de vapor

1-5 cucharadita de sal

8 cucharadas de mantequilla, separadas

Pasos:

1. Usando una cacerola profunda, disuelva 4 cucharadas de mantequilla.

2. Calentar 2 1 tazas de coliflor durante unos 1-5 minutos.

3. Vacíe el agua, la cebolla en polvo, 2 cucharada de sal, el caldo de pollo y las 4 cucharadas de mantequilla restantes en la cacerola y caliente hasta que burbujee.

4. Baje el fuego a medio, cubra la olla con una tapa y deje que se caliente durante unos 20 minutos.

5. Retire la cacerola del quemador y pásela a un mezclador de alimentos.

6. Mezcle durante aproximadamente 120 segundos hasta obtener una consistencia suave.

7. Distribuya la mezcla de vuelta a la cacerola y combine la 1 taza restante de coliflor, 2 cucharadita de romero y las almejas.

8. Cocine a fuego lento durante unos 2 0 minutos y retire del quemador.

9. Sazone con pimienta, la cucharadita restante de sal y la cucharadita restante de romero.